Mirelys Pazo Rodríguez

La microbiota intestinal

Mirelys Pazo Rodríguez

La microbiota intestinal

y su relación con la patogénesis de las
Infecciones Respiratorias y la Obesidad

Editorial Académica Española

Imprint
Any brand names and product names mentioned in this book are subject to trademark, brand or patent protection and are trademarks or registered trademarks of their respective holders. The use of brand names, product names, common names, trade names, product descriptions etc. even without a particular marking in this work is in no way to be construed to mean that such names may be regarded as unrestricted in respect of trademark and brand protection legislation and could thus be used by anyone.

Cover image: www.ingimage.com

Publisher:
Editorial Académica Española
is a trademark of
Dodo Books Indian Ocean Ltd. and OmniScriptum S.R.L publishing group

120 High Road, East Finchley, London, N2 9ED, United Kingdom
Str. Armeneasca 28/1, office 1, Chisinau MD-2012, Republic of Moldova, Europe
Printed at: see last page
ISBN: 978-613-9-44067-2

Título: La Microbiota Intestinal y su relación con la patogénesis de las Infecciones Respiratorias y la Obesidad

Autores:

Dra. Mirelys Pazo Rodríguez

Lic. Rogelio Rodríguez Rega

Dra. Belkis Yanes Milan

Lic. María de los Ángeles Madrigal Castro

Dra. Belkis Angela Cabrera Roche

Dra. Neysi Pérez Ramos

Universidad de Ciencias Médicas de Villa Clara. Cuba. Facultad Medicina.

Correo electrónico: mirelyspr@infomed.sld.cu

de septiembre de 2024

Índice

RESUMEN

Introducción : La obesidad es una enfermedad multifactorial que cada vez tiene mayor prevalencia a nivel mundial. Esta enfermedad altera la homeostasis del ser humano, afectando el funcionamiento de distintos sistemas, entre los que se encuentra la microbiota humana. En los últimos años, la microbiota se ha convertido en uno de los órganos más estudiados debido a su importante relación metabólica y su papel fundamental en el eje intestino-pulmón, entre otras implicaciones.

Objetivo : Profundizar los conocimientos de la literatura médica sobre los principales aspectos de la microbiota intestinal y su relación con la patogénesis de la obesidad e infecciones respiratorias .

Material y método :

Se realizó una investigación documental mediante revisión bibliográfica del estado actual del tema en las bases de datos en español e inglés , en el periodo 2018-2024, en relación a la aparición del sobrepeso , la obesidad, así como la relación de estas con el eje intestino-pulmón y la influencia en enfermedades respiratorias. Se trabajo con 30 artículos para abordar con mayor precisión el tema en cuestión.

Conclusiones :

Existe relación entre la obesidad y las características del microbiota intestinal, que solamente a través del control de los factores que influyen sobre el mismo podemos reducir la prevalencia de la obesidad. Así como, la influencia bidireccional entre el pulmón–intestino que logrando un buen funcionamiento puede contribuir de forma importante a la superación de la infección en ambos órganos.

Palabra clave: microbiota, obesidad, deterioro microbiano, Eje pulmón–intestino.

INTRODUCCIÓN

Desde el inicio de la vida, los seres vivos han evolucionado hasta llegar a la diversidad de especies que existe hoy en día. Este proceso evolutivo ha estado acompañado de diferentes acciones necesarias para la supervivencia, como es la alimentación. Se basa en alimentos de alta calidad nutricional que es esencial para mantener un adecuado estado de salud; por el contrario, una mala alimentación puede terminar perjudicando y fomentando la aparición de distintas enfermedades, pudiendo llegar a producirse en el peor de los casos la muerte del individuo. Por estos motivos, es importante incidir en la necesidad de llevar buenos hábitos alimentarios desde edades tempranas y una adecuada adherencia a un patrón alimentario saludable.[1]

La obesidad es una de las patologías con mayor prevalencia en la actualidad debido entre otros factores a los malos hábitos alimentarios y al sedentarismo de la población. Esta enfermedad puede terminar afectando a los distintos sistemas del cuerpo humano, dando lugar a otras enfermedades como la diabetes, hipertensión, enfermedades cardiovasculares, depresión y afecciones digestivas. Todas ellas se agrupan bajo el término de enfermedades del Síndrome Metabólico. La disminución de la prevalencia de obesidad en el mundo se ha convertido en un auténtico desafío para la sociedad actual.

Las enfermedades del Síndrome Metabólico su prevalencia ha aumentado durante las últimas décadas. En concreto, las cifras de obesidad se han triplicado en el mundo durante los últimos 50 años según la Organización Mundial de la Salud (OMS).[2,3]

Estudios realizados se encontró que Estados Unidos tiene la mayor proporción de personas obesas en el mundo, un 13%, mientras que China y la India juntas representan el 15 % de la población obesa del planeta. En toda la región de las Américas, se prevé que el 23,12 % de los niños de 5 a 9 años y el 18,60 % de los adolescentes (10 a 19 años), se verán afectados para 2030, lo que suma un total de 44 millones de niños y adolescentes de toda la región.[4]

México es otro país donde según la Encuesta Nacional de Salud y Nutrición, el 74,1% de la población adulta está afectada por obesidad o sobrepeso por lo cual ocupa el segundo lugar de prevalencia mundial en este grupo poblacional, la cual es diez veces mayor que la de los países como Japón y Corea. Pero este problema también afecta a su población infantil con un 38,2%, ocupando el cuarto lugar, pero cifras que irán en aumento durante los próximos años ya que el 34 % de los mexicanos han subido de peso durante la pandemia de COVID 19, en este grupo de población solo están superado por Grecia, Estados Unidos e Italia. De continuar las tendencias actuales, se prevé que para 2030, el 42,9% de los niños de 5 a 19 años en México vivirán con obesidad. [4, 5]

Según resultados de la Encuesta Nacional de Salud en Cuba 2020 se manifiesta en que el 43 por ciento de la población cubana tenía sobrepeso, de estos, el 47 por ciento pertenecía al sexo femenino y el 37.6 al masculino; lo más preocupante que un 20 % de la población total menor de 15 años está en sobrepeso, aunque por regiones, aparentemente se observa una menor proporción en zonas rurales. Un comportamiento similar aparece en los niveles de obesidad encontrados, con una prevalencia total que oscila entre 17,9 – 21,8 %, que están expuestos a padecer graves enfermedades. No obstante, se observa una tendencia al mayor sobrepeso en la adolescencia, que pudiera explicarse por los cambios puberales que ya comienzan a ocurrir. [4, 5]

Nuestro cuerpo está constituido por una comunidad de microorganismos (bacterias, hongos, virus y parásitos) que a su vez pueden diferenciarse en comensales, mutualistas y patógenos; se les denomina microbiota. El término microbioma hace referencia a todo el hábitat, incluidos los microorganismos, sus genes y las condiciones ambientales, pero en la práctica ambos términos se usan indistintamente, confundiendo el sufijo bioma (comunidad) con el de oma (conjunto). Cuando ocurre un sobrecrecimiento de bacterias dañinas frente a bacterias beneficiosas se denomina disbiosis y pueden tener un impacto negativo tanto en la salud gastrointestinal como en la salud general.[1-2]

El microbioma es reconocido como un "órgano metabólico virtual", se localiza en la piel y en aquellas cavidades del organismo que se comunican con el exterior y que son los sistemas genitourinarios y sistema digestivo; es lo que llamamos microbiota autóctona. La relación que mantenemos con ella es habitualmente mutualista, ya que sus microorganismos nos proporcionan una serie de ventajas que van desde la protección frente a la invasión por agentes patógenos, el desarrollo del sistema inmunitario, la colaboración en la digestión de componentes de la dieta, la provisión de vitaminas y otros nutrientes esenciales. Las funciones que ejerce la microbiota son beneficiosas y esenciales para nuestra vida.

Las investigaciones del Proyecto Microbioma Humano estadounidense y del proyecto MetaHIT europeo han revolucionado el mundo de la ciencia y nos han confirmado que los humanos somos supe organismos, cuyo funcionamiento representa una amalgama de propiedades microbianas y humanas, y que muchas enfermedades son fruto de la pérdida de armonía entre nuestro genoma y el microbioma. [1, 3,6]

La microbiota intestinal humana es un ecosistema muy dinámico y de alta complejidad , que juega un papel crucial en la salud y el bienestar de los humanos. Con un predominio de la población simbiótica bacteriana de efecto beneficioso y en menor proporción bacterias potencialmente patógenas, denominadas patobiontes, que conforman una población cercana a los 100 trillones de células microbianas con aproximadamente 9,9 millones de genes en su totalidad y que el 70 % del mismo se encuentra en el sistema digestivo, particularmente en el intestino grueso y el colon donde alberga las poblaciones más densas y metabólicamente activas de bacterias. Esta comunidad microbiana no solo influye en la digestión y la absorción de nutrientes, sino que también tiene un impacto significativo en el sistema inmunológico y en la homeostasis del organismo. Recientemente, diversos estudios han comenzado a explorar la relación entre la microbiota intestinal y la patogénesis de enfermedades como las infecciones respiratorias y la obesidad. [1, 3, 7-9]

La formación de la microbiota es un proceso muy dinámico, el cual se inicia desde la vida intrauterina, se ha demostrado la presencia de diversas bacterias de predominio intracelular en la placenta, las cuales se caracterizan por compartir taxonomía con las bacterias que formarán parte de la biota de la piel, vagina, cavidad oral y tracto gastrointestinal. En el líquido amniótico y en el meconio se ha encontrado material genético bacteriano relacionado con especies que componen este ecosistema.

En los últimos años, se ha estudiado ampliamente y se ha visto su intervención activa y de forma importante en diversos procesos fisiológicos del huésped, al alterar su composición, diversidad y metabolismo influye en el desarrollo y curso de diversas patologías intestinales y extraintestinales. Entre ellas tenemos el desarrollo del sobrepeso, la obesidad y la diabetes. Se ha podido constatar cada día que la teoría del microbioma obeso está más clara y que se explica que los pacientes obesos presentan una microbiota intestinal distinta a la de individuos normopeso. [1,9]

El microbioma pulmonar es dinámico y a lo largo de nuestra vida, está influenciado por el microbioma intestinal y viceversa. Esta comunicación bidireccional de naturaleza microbiana e inmunológica se denomina eje intestino-pulmón, la misma se produce entre distintos reinos (bacteriano, fúngico y viral) y además determina el comportamiento de dichas comunidades. Este término está ganando terreno en el mundo de la investigación y se describe datos que indican que el 50% de los pacientes que padecen enfermedad inflamatoria intestinal y disbiosis también tienen una función pulmonar disminuida. [7,8]

Además de esto, los estudios han demostrado que las infecciones respiratorias, como el virus de la gripe, SARS-COV- 19, entre otros pueden provocar alteraciones de la relación huésped-microbiota intestinal y producen disbiosis intestinal, contribuyendo a la evolución de la enfermedad y posteriores sobreinfecciones bacterianas y la proliferación de bacterias potencialmente dañinas. [10,11]

Por todo lo anterior planteamos la siguiente pregunta:

¿Existe realmente la influencia de la microbiota intestinal y su contribución a los mecanismos relacionados con la patogénesis de la obesidad e infecciones respiratorias y su relación con el eje intestino-pulmón?

OBJETIVO GENERAL

Profundizar los conocimientos de la literatura médica en las últimas años sobre los principales aspectos de la microbiota intestinal y su relación con la patogénesis de la obesidad e infecciones respiratorias .

MÉTODO

Se realizó una investigación documental mediante revisión bibliográfica del estado actual del tema en las bases de datos Google académico, SciELO,Revista Cubana de diferentes perfiles así como internacionales ; con las palabras claves microbiota intestinal y su relación con la alimentación en la aparición del sobrepeso , la obesidad, así como la relación de estas con el eje intestino-pulmón y la influencia en enfermedades respiratorias , en el período comprendido entre 2018-2024 , revisiones sistemáticas de estos temas y libros afines, en español e inglés. No obstante, se tuvieron en cuenta publicaciones precedentes con elementos relevantes que pudieran explicar el objetivo propuesto. Se encontraron 88 artículos con temáticas relacionadas, de los cuales 42 fueron tomados en consideración por abordar con mayor precisión el tema en cuestión. Se realizo un análisis sobre estos temas ,se plantearon las principales conclusiones y se realizaron las principales recomendaciones .

RESULTADOS Y DISCUSIÓN

Microbiota Intestinal

La microbiota intestinal es una comunidad compleja de microorganismos que viven en el intestino humano y desempeña un papel crucial en la salud humana. Esta comunidad microbiana interviene en la digestión, el metabolismo, el sistema inmunológico y la protección contra agentes patógenos. Variaciones en la composición y diversidad de la microbiota pueden influir en diversos procesos fisiológicos y patológicos en el cuerpo humano, incluidas las infecciones respiratorias y la obesidad. En este contexto, entender la interacción entre la microbiota intestinal y estos procesos patológicos es fundamental para desarrollar estrategias terapéuticas y preventivas efectivas.

En los últimos 10 años, se han publicado diversos artículos relacionados con la microbiota humana. Este ecosistema de microorganismos, en su conjunto resguarda un genoma más amplio que el del ser humano, lo cual le confiere capacidad de regular procesos que convergen en la fisiología de diversas vías inmunológicas y en la fisiopatología de enfermedades intestinales y extraintestinales.[6, 9, 12]

El conocimiento de nuestro microbioma se ha visto considerablemente ampliado tras la utilización de las técnicas moleculares de secuenciación masiva, especialmente las de segunda generación, también conocidas como next generation sequencing. Para determinar la composición de la microbiota siempre se han utilizado cultivos microbiológicos, pero hoy en día se sabe que la mayor parte de los microorganismos de este ecosistema no se pueden cultivar con los medios tradicionales, siendo únicamente posible su detección tras la secuenciación de ADN como huella genética para ello se utiliza el ARN ribosomal 16S de las bacterias, que ha permitido identificar y asignar taxonómicamente a la mayoría de los microorganismos sin necesidad de cultivarlos. La microbiota intestinal se puede definir como el conjunto de comunidades de microorganismos vivos colonizadores que se encuentran en la luz, mucus, criptas y células del epitelio del intestino grueso.[13]

La microbiota intestinal está compuesta por una diversidad de bacterias, virus, hongos y otros microorganismos. Su composición varía entre individuos y es influenciada por factores como la dieta, el entorno, el uso de antibióticos y el modo de parto (vaginal o por cesárea). Aunque hay una variabilidad considerable en las especies presentes, se ha identificado que algunos grupos de bacterias, como Firmicutes y Bacteroidetes, juegan roles predominantes. Las funciones de la microbiota intestinal son múltiples. Contribuye a la digestión de alimentos, a la producción de vitaminas (como las vitaminas B y K), a la modulación del sistema inmunológico mediante la producción de metabolitos como los ácidos grasos de cadena corta y a la protección contra patógenos mediante la competencia por recursos y la estimulación de la respuesta inmune.[12-15]

Lo planteado anteriormente determina que la microbiota es diferente en cada individuo y es el resultado de la interacción entre procesos fisiológicos de cada persona (condicionados por la herencia genética) y procesos ambientales (influidos por la dieta y los hábitos de vida). Su composición, diversidad y metabolismo va cambiando a lo largo de las distintas etapas de la vida. En el momento previo al nacimiento, el intestino es estéril y se coloniza por completo durante el primer año de vida. El tipo de nacimiento y la atención neonatal proporcionada influye de manera importante en la composición de enterobacterias, bifidobacterias y su papel significativo en la estabilización de la microbiota. Los niños que nacen por cesárea presentan una menor cantidad de bacterias y no colonización temprana por bifidobacterias, bacteroidetes y Escherichia coli, comparado con los que nacen vía vaginal. Inadecuadas condiciones de higiene favorecen colonización temprana por enterobacterias y exposición temprana a antibióticos principalmente en unidades de cuidados intensivos neonatales la cual altera la cantidad y la diversidad de especies adquiridas al momento del nacimiento. [9, 14]

La colonización dominante por bifidobacterias es otro de los múltiples beneficios descritos a la lactancia materna exclusiva durante los primeros meses de vida, ya que la presencia preponderante de esta especie bacteriana facilita el uso de glucanos, polisacáridos y oligosacáridos de la leche materna favoreciendo su digestión y adaptando el tracto gastrointestinal para la futura digestión de comida sólida, esto sucede gracias a señales bioquímicas producidas por las bacterias al llevar a cabo metabolismo de moléculas de la leche sin valor nutricional. Después, la diversidad de la microbiota se expande de manera acelerada los primeros cinco años de vida, en menor medida durante la adultez, y sufre una regresión importante después de los 60 años, donde la composición es representada en un 95% por Firmicutes y bacteroidetes, muy similar a la encontrada en los primeros meses de vida. [9, 14]

Investigaciones recientes muestran que el 80-90% de los filotipos de bacterias del intestino humano son miembros de dos filos, Bacteroidetes (gramnegativos, Bacteroides y Prevotella) y Firmicutes (grampositivos, Clostridium, Enterococos, Lactobacillus, Ruminococcus), seguidos de las Actinobacterias (gramnegativas, Bifidobacteria) y las Proteobacterias (gramnegativos, Helicobacter, Escherichia). Las Firmicutes son la familia que se encuentra en mayor proporción, incluye más de 200 géneros y los más importantes son los Micoplasma, Bacillos y Clostridium. [12,13]

Castañeda en los estudios realizados plantea que existen distintos factores que participan en la composición de la Microbiotica (MI), los principales son la dieta, las enfermedades, los medicamentos y la genética. La dieta es el principal factor, con alta influencia (57 %), mientras la condición genética es menor (13 %). La interacción entre la MI y la alimentación, particularmente con alto contenido de grasas y carbohidratos simples, incrementa las posibilidades de presentar obesidad. [14]

El impacto de las diferentes dietas es variable, como se demuestra en la alimentación rica en grasa, vegetariana y con restricción de calorías; queda demostrado cómo repercuten en su composición. En la dieta rica en grasa hay un incremento de la relación Firmicutes/Bacteroidetes y, además mayor proporción de Enterobacteriácea, mientras en la vegetariana se produce aumento de Bacteroidetes y disminuyen Firmicutes y Enterobacteriácea; y en la restricción de calorías hay disminución de la relación Firmicutes/Bacteroidetes, lo que demuestra el efecto de la diferencia en las dietas sobre la composición y diversidad de la microbiota intestinal .[1,15]

Una elevada proporción en grasa saturadas, ácidos grasos trans y azúcares en la alimentación causa un deterioro en el microbioma, lo que condiciona disbiosis en un propenso ambiente inflamatorio con disrupción de la función de la barrera intestinal, inflamación de bajo grado y endotoxemia metabólica, exponentes de las alteraciones metabólicas que acontecen en la obesidad. La dieta, como se ha expuesto, es reconocida como importante factor de influencia en la producción de disbiosis, junto a enfermedades intestinales agudas o crónicas y sistémicas, al igual que el tratamiento con antibióticos . [1, 14-15]

Castañeda en su artículo refiere que estudios realizados hace más de 10 años, en 2007, en el Centro de Ciencias Genómicas de la Universidad de Washington, EE.UU. descubrieron que la microbiota intestinal de ratones obesos, genéticamente predispuestos a la obesidad contenía una mayor proporción de bacterias del phylum Firmicutes, con 50 % menor de Bacteroidetes, sin embargo, en los ratones delgados del mismo grupo predominaban las bacterias del phylum Bacteroidetes, alimentados con la misma dieta. Este resultado llamó la atención por primera vez sobre la participación de la microbiota intestinal en la obesidad. Por otra parte, se demostró el predominio de los phylum Firmicutes y Bacteroidetes según el biotipo. Esta observación se verificó posteriormente en voluntarios humanos obesos y delgados, además, la microbiota de los sujetos obesos se modificó tras ser sometidos a dieta baja en calorías y presentar un aspecto más similar a los sujetos más delgados.[14]

La microbiota intestinal juega un rol importante en la mantención de la función del intestino ya que estimula su desarrollo, mantiene el recambio epitelial, modula la respuesta inmunológica y la nutrición del huésped, así como el consumo de energía a través de la producción de vitaminas (K, ácido fólico , B12), absorción de electrólitos y minerales, fermentación de componentes indigeribles de la dieta por el huésped y producción de ácidos grasos de cadena corta (AGCC) los que estimulan el crecimiento y desarrollo de los enterocitos y colonocitos; además influye en la homeostasis del epitelio intestinal, desarrollo del sistema inmunitario, protección frente a patógenos o metabolismo de fármacos.[12-15]

Con respecto al metabolismo energético, se plantea que la composición de la flora intestinal en un individuo puede determinar una mayor o menor eficacia en la extracción de la energía de la dieta, así como una mayor o menor tendencia a depositar el exceso de energía como tejido adiposo. Sin embargo, aún existen factores que contribuirían a la diversidad de la microbiota en la población que no han sido aclarados. [(12, 13)]

Interacción intestino-microbiota

Las bacterias de la microbiota intestinal colonizan la capa externa mucosa del tracto gastrointestinal, ya que en ésta se encuentran glucanos que son una fuente de nutrientes necesaria para llevar a cabo el metabolismo bacteriano. A su vez, la capa interna de la mucosa limita el hábitat de la microbiota mediante la producción de proteínas antimicrobianas y la protege de ser eliminada por la peristalsis. Ambos mecanismos mantienen un delicado balance, el cual al ser alterado por mecanismos intrínsecos o extrínsecos, permite que las bacterias estimulen al sistema inmunológico, desencadenando respuesta inflamatoria, estrés oxidativo, y la formación de metabolitos activos como el etanol producido por la disbiosis y disfunción de la barrera intestinal, que contribuye a patologías representadas clínicamente, como las enfermedades inflamatorias intestinales, obesidad y el desarrollo de cáncer, entre otras. [9,14,16]

Existen diferentes estudios que pudieran explicar cómo se produce, entre ellas tenemos los realizados en ratones donde se encontró que la integridad microvascular y epitelial del tracto gastrointestinal es mediada por la microbiota, la cual estimula la producción de factores angiogénicos como la angiogenina-3, receptores para el factor de crecimiento epitelial (EGFR) y de proteína pequeña rica en prolina tipo 2A (sprr2A), la cual es necesaria para mantener los desmosomas en las microvellosidades epiteliales, esto último mediado principalmente por Lactobacillus rhamnosus GG y Bacteroides thetaiotaomicron. Lo anterior ha sido demostrado experimentalmente en ratones libres de gérmenes, los cuales presentan alteraciones peristálticas, microvellosidades delgadas y una menor superficie útil de absorción. [9, 14, 17]

Leonario en sus estudios plantea que los ácidos grasos de cadena corta (SCFA) son producidos al metabolizar carbohidratos no digeribles y fibras solubles que no contribuyen a la formación de la materia fecal, ellos aportan el 70% de la energía a los enterocitos para ayudarlas a desarrollarse y a funcionar, sirven como combustible para que las mitocondrias de nuestro cuerpo proporcionen energía, fortalezcan el revestimiento intestinal reforzando las uniones estrechas del mismo, lo que significa que ayudan a reducir la permeabilidad y actúa además estimulando la señalización antiinflamatoria, que puede suprimir la inflamación en los intestinos y en el sistema respiratorio.[12]

Merino en su trabajo plantea que más de 260 hidrolasas producidas por organismos colónicos como Bacteroides, Roseburia, Bifidobacterium, Faecalibacterium y enterobacteria son las responsables de generar estas sustancias. Los SCFA tienen efectos reguladores inmunológicos que repercuten a nivel local y sistémico, por ejemplo, el butirato evita la acumulación de metabolitos tóxicos bacterianos como el D-lactato. La vía metabólica del butirato y del resto de los SCFA está asociada con mecanismos que desencadenan o condicionan riesgo para presentar obesidad, diabetes, alergias, asma, enfermedades autoinmunes, cáncer y patologías neurológicas como el Autismo, Alzheimer, Parkinson, Huntington y Esclerosis Múltiple.[9]

Con relación a lo anterior se ha observado en los obesos un incremento de Proteobacterias, Bacteroides, Campylobacter, Shigella y evidente disminución de bacterias antiinflamatorias, como Akkermansia muciniphilae. Estas modificaciones en la constitución de microbiota intestinal normal conllevan pérdida de la integridad de la barrera mucosa, degradación de la capa mucosa y aumento del estrés oxidativo. Sin embargo, en sujetos normales o delgados predomina una distinta microbiota, constituida por diferentes especies de Lactobacillus, Bifidum y la referida Akkermansia muciniphilae, lo que hace especular a los expertos sobre la posibilidad futura de implantar determinados grupos de bacterias para modificar el peso corporal y evitar sus complicaciones.[12-14]

Rol de la Microbiota en el tracto intestinal infantil

Las células del epitelio intestinal, el moco que cubre la mucosa, y el flujo sanguíneo que la irriga y las secreciones (fosfolípidos, bilis, péptidos antimicrobianos, etc.); constituyen de forma conjunta una barrera física y química que contribuye a la defensa del huésped. La evidencia actual apoya el papel de la microbiota en la promoción y el mantenimiento de una respuesta inmune equilibrada y el establecimiento de la barrera intestinal en la vida postnatal inmediata. El cuerpo humano alberga una población microbiana dinámica y compleja, que incluye alrededor de 500-1,000 especies diferentes. En el período perinatal, los recién nacidos están expuestos no solo a una gran diversidad microbiana, sino también a una variedad de organismos como virus, hongos y parásitos. Después del destete, el intestino del bebé es colonizado por una microbiota que se diversifica rápidamente y conduce a un patrón de flora intestinal similar al de un adulto .[18-19]

En los estudios realizados hasta este momento se ha podido constatar que el moco está integrado por mucinas (glucoproteínas), que son potenciales sitios de adhesión para las bacterias, la síntesis y la composición de las mucinas están reguladas genéticamente en cada individuo. Además, las bacterias intestinales pueden contribuir a la regulación del repertorio de mucinas mediante la modificación de la expresión génica de glucosiltransferasas del huésped y por acción de sus propias enzimas glucolíticas .Cuando los patógenos normalmente alteran la permeabilidad intestinal, mientras que las bacterias comensales beneficiosas y los probióticos pueden contribuir al restablecimiento de ésta y de las uniones intercelulares, y favorecer la proliferación celular. La síntesis de péptidos antimicrobianos (defensinas) y proteasas implicadas en su activación en las células de Paneth, constituyen un mecanismo adicional de defensa del huésped frente a agentes patógenos. Tanto la producción de las defensinas como de las enzimas que las activan puede ser modulada por el microbiota comensal y por bacterias probióticas. Por el contrario, algunos patógenos o agentes oportunistas pueden desarrollar mecanismos de resistencia a esta barrera mediante la reducción de la expresión de dichos péptidos [18-19].

Las bacterias generan mecanismos protectores mediante la formación de una barrera secretora para evitar que las bacterias patógenas entren en contacto con la superficie de los enterocitos, y una barrera física por medio de una capa de moco epitelial. También aumentan la resistencia de la mucosa intestinal a la colonización con microorganismos patógenos . El mecanismo por el cual el huésped es capaz de discriminar entre el microbiota comensal y la patógena se desconoce, pero se supone que existen distintas secuencias señal en los dos grupos de microrganismos cuyo reconocimiento por el huésped desencadena a su vez, diversas respuestas (proinflamatorias o no). El microbiota comensal se considera implicado en el desarrollo de la estructura y la funcionalidad del epitelio intestinal y, especialmente, de la inmunidad celular y humoral durante el periodo neonatal.[18-19]

Microbiota y Sistema Inmunológico

El sistema inmunológico es altamente influenciado por la microbiota intestinal. Las células del sistema inmune en el intestino, como los linfocitos y las células productoras de anticuerpos, interactúan constantemente con los microorganismos que habitan en el intestino. Este se encuentra formado por tejido linfoideo como los nódulos linfáticos mesentéricos y los nódulos agregados de íleon (placas de Peyer) y por linfocitos difusamente distribuidos a través de la lámina propia y el epitelio. Es capaz de reconocer determinados agentes exógenos como componentes estructurales o toxinas microbianas; así como de secretar mediadores celulares, como inmunoglobulinas, y citocinas, responsables del desencadenamiento de la respuesta inmune. Además, hoy cada día se está aclarando el papel importante de la comunicación microbiota-cerebro y está emergiendo como un factor en el desarrollo y la función del cerebro .[16,18-20]

Por otra parte, la secreción de inmunoglobulina A (IgA), es una de las primeras defensas de la mucosa frente a microrganismos patógenos y su inducción los nódulos agregados de íleon y la lámina propia depende de su interacción con el microbiota comensal. Asimismo, el tejido linfoide y las células epiteliales poseen receptores (toll-like receptors), que son capaces de reconocer ciertas moléculas bacterianas, entre las que se encuentran polisacáridos, ácidos teicoicos y secuencias de ADN CpG no metiladas .Por lo anterior se ha demostrado que la microbiota juega un papel clave en el desarrollo y la regulación del sistema inmunológico, afectando tanto la respuesta inflamatoria como la inmunidad adaptativa. Una microbiota equilibrada promueve una respuesta inmune adecuada, mientras que un desequilibrio (disbiosis) puede llevar a una mayor susceptibilidad a infecciones y enfermedades autoinmunitarias. [21-23]

Con relación a lo anterior varios autores planten que la microbiota intestinal puede influir en la patogénesis de las infecciones respiratorias a través de varios mecanismos. Por ejemplo, la microbiota intestinal puede modular el sistema inmune, lo que puede afectar la respuesta inmune a los patógenos respiratorios. Además, la microbiota intestinal puede producir factores que facilitan la infección por parte de patógenos respiratorios, como el bacteriófago filamentoso (PF) que se ha demostrado que puede disminuir la barrera mucosa del tracto respiratorio y aumentar la susceptibilidad a la infección por bacterias respiratorias.Por lo tanto, comprender cómo la microbiota intestinal se relaciona con infecciones respiratorias y obesidad es fundamental para desarrollar enfoques terapéuticos innovadores. [16,18-19]

Influencia del eje intestino- cerebro sobre la microbiota intestinal

Otro elemento importante en este complejo proceso es el eje intestino - cerebro ,con su estudio se ha podido profundizar y explicar una gran variedad de enfermedades que se explican en la relación neuroendocrina y al componente neuronal del intestino, considerándose su amplia extensión y el número de neuronas que se encuentran distribuidas a lo largo del sistema intestinal. Las conexiones vías aferentes y eferentes a través del sistema simpático y parasimpático forman la red de este valioso eje que cada día se lo estudia más.

Según varios autores se plantea que la microbiota intestinal actúa como un regulador clave del eje intestino-cerebro; donde el intestino es el hogar de una gran variedad de billones de microbios, principalmente bacterias, pero también arqueas, levaduras, parásitos helmintos, virus y protozoos .Se plantea en varios estudios experimentales que la microbiota intestinal influyen en el estrés, comportamiento, incluidos la ansiedad y la depresión .Podemos concluir que el complejo sistema de comunicación entre el intestino y el cerebro no solo garantiza el mantenimiento y la coordinación adecuados de las funciones gastrointestinales para apoyar el comportamiento y los procesos fisiológicos, sino que también permite que la retroalimentación del intestino ejerza efectos profundos sobre el estado de ánimo, el comportamiento motivado y las funciones cognitivas superiores. La microbiota intestinal se ha convertido en un componente crítico que afecta potencialmente a todas estas vías neuroinmunoendocrinas.[24,25]

La microbiota intestinal y la Obesidad

El tejido adiposo (TA) posee como función principal, la regulación del metabolismo energético del ser humano. Su accionar se basa en la gestión de la utilización del triacilglicerol (TAG) por parte de los adipocitos, quienes pueden movilizar o almacenar energía a nivel intracelular dependiendo del contexto energético. A su vez, este tejido tiene la capacidad de secretar diferentes compuestos proteicos y lipídicos, constituyéndose como un elemento endocrino fundamental para regular funciones como ingesta, tono vascular, sensibilidad de la insulina, respuesta inmune, entre otras.[12,13,15]

Su disfunción y sobreacumulación corresponde a uno de los principales factores implicados en la patogénesis de la obesidad, enfermedad compleja que afecta a una gran parte de la población mundial y que constituye un importante factor de riesgo para otras patologías como cáncer, depresión, diabetes mellitus, dislipidemias e hipertensión arterial .

Con relación a la afectación del tejido adiposo y su efecto inductor sobre la obesidad no existe una vía exclusiva mediada por macrobiótica sino más bien, un conjunto de mecanismos promovidos por la disbiosis intestinal de sujetos obesos y que confieren las alteraciones a nivel de inflamación, permeabilidad intestinal y expansión del tejido adiposo. No descartamos que algunos mecanismos pudiesen estar más asociados a la mantención de la obesidad, que al desencadenamiento de esta. Finalmente, es importante mencionar que diversos estudios experimentales y algunos en humanos, sugieren el rol de los probióticos y prebióticos en la regulación de la adipogénesis, inflamación sistémica, e inducción de obesidad, sin embargo, la evidencia clínica es limitada como para informar efectos terapéuticos concretos. [12,13,15]

La obesidad está definida como un aumento de la grasa corporal en proporción a la altura del paciente. El diagnóstico se establece con la medición del Índice de Masa Corporal (IMC); el cual se calcula dividiendo el peso en kilogramos entre la altura en metros al cuadrado. Un IMC entre 18,6 - 24,9 es considerado normal y entre 25 - 29,9 kg/m^2 determina el diagnóstico de sobrepeso, mientras que un valor mayor o igual a 30 kg/m^2 se considera como obesidad. Valores por encima de 40 en el IMC expresan obesidad mórbida. Tanto la prevalencia del sobrepeso como de la obesidad han aumentado considerablemente en los últimos 10 años tanto en nuestro país como a nivel mundial, y en algunos países como EE. UU es considerado una epidemia. El peso corporal de una persona está determinado por la relación de varios factores, dentro de los cuales se encuentran: factores ambientales, culturales, genéticos, sociales y el gasto energético, donde juega un papel determinante el nivel de actividad física de los individuos o estilo de vida . [1, 3, 12]

El crecimiento de la epidemia de obesidad en las últimas décadas ha llevado a investigar el papel que podría jugar la microbiota en el metabolismo energético y la acumulación de grasa. Se ha demostrado que la microbiota intestinal puede influir en la absorción de nutrientes, lo que puede afectar el metabolismo energético. Además, puede producir variedad de metabolitos que pueden influir en la señalización de receptores de hormonas gastrointestinales, lo que puede afectar la regulación del apetito y la homeostasis energética. Algunos estudios sugieren que las personas obesas tienen una composición microbiana diferente en comparación con individuos de peso normal.[13,15]

Para profundizar en este tema se han identificado a través de diferentes estudios que las personas que tienen sobrepeso u obesidad presentan cambios sustanciales en su microbiota intestinal demostrándose que la mayoría de los pacientes tienen una mayor cantidad de bacterias gramnegativas (bacteroidetes) que poseen en sus membranas como componente mayoritario lipopolisacáridos que puede estimular la inflamación y menor proporción de gérmenes grampositivos (firmicutes). Dentro de los gérmenes que pueden ser potencialmente dañino en las personas con sobrepeso y obesidad se encuentran entre otros, Clostridios, Staphylococcus aureus o ciertos Bacteroides. [3,13]

A estos gérmenes también se les atribuye la propiedad de hacer más rentable la energía de los alimentos, por lo que son capaces de obtener más energía de la misma ingesta calórica diaria. Diferentes estudios en animales han demostrado algunos de los cambios que pudieran explicar la influencia de la flora intestinal en la obesidad, ya que existen hallazgos que expresan que la flora en obesos se relaciona con la expresión genética de algunas enzimas que participan en la extracción de nutrientes, mayor fermentación a nivel intestinal y disminución de las calorías residuales en las deposiciones. [22,26]

Diversos mecanismos se han asociado, como se comentaba previamente la permeabilidad intestinal es regulada por la microbiota, en caso de estar incrementada se favorece la endotoxemia de lipopolisacáridos (LPS) bacterianos, los cuales a niveles circulantes elevados se relacionan con resistencia a la insulina y aumento de riesgo cardiovascular. Estudios en ratas han demostrado que una dieta rica en grasas incrementa de manera proporcional la endotoxemia por LPS.21 Otro mecanismo relacionado son los péptidos producidos por E. coli varían dependiendo de la fase de crecimiento en la que se encuentra la bacteria los cuales generan señales para liberación de hormonas que estimulan la saciedad y regulan el metabolismo de carbohidratos tales como el péptido similar al glucagón tipo 1 (GLP-1) y el péptido YY (PYY). También se ha logrado demostrar que al trasplantar deposiciones de animales obesos a animales normopeso estos desarrollaban obesidad en periodos muy cortos de días. [3, 7, 9]

Otros elementos que explican esta relación es la producción ácidos grasos de cadena corta (AGCC) que son generados por la microbiota intestinal y tienen un papel en la regulación del apetito y el almacenamiento de grasa. Se ha observado que ciertos patrones de microbiota están relacionados con una mayor producción de AGCC, lo que podría contribuir a la obesidad. Otro mecanismo planteado es la disbiosis intestinal que está asociada con un estado inflamatorio crónico de bajo grado, que se ha vinculado a la resistencia a la insulina y posteriormente a la obesidad. Las bacterias patógenas pueden desencadenar una respuesta inflamatoria que altera el metabolismo y promueve la acumulación de grasa. Algo que no se podía dejar de mencionar es la dieta que tiene un impacto directo en la composición de la microbiota intestinal. Dietas ricas en fibras y alimentos fermentables favorecen el crecimiento de bacterias benéficas, mientras que dietas altas en grasas y azúcares pueden inducir disbiosis. Esta relación entre la dieta, la microbiota y la obesidad es un área activa de investigación.[18,21,22]

Es decir que se ha establecido una relación estrecha entre la microbiota intestinal y la aparición de la obesidad .Dado que la composición y función de la microbiota intestinal pueden afectar el metabolismo de los nutrientes y la regulación de la sensación de hambre, lo que puede influir en el peso corporal. Por ejemplo, la baja diversidad de la microbiota intestinal ha sido asociada con un mayor riesgo de obesidad en adultos y niños. Además, la alteración de la microbiota intestinal ha sido implicada en la patogénesis de la obesidad crónica, como la enfermedad. [18,21,22]

Eje intestino –pulmón

La esterilidad de los pulmones era una creencia entre la comunidad médica, pero recientemente se encontró la secuencia del gen 16S, se identificaron microorganismos en los pulmones, pero a concentraciones bajas a diferencia del intestino. Se ha demostrado que el microbioma pulmonar se forma parcialmente a través de la respiración de colonias bacterianas de nuestra boca durante el sueño, cuando los músculos, tejidos de nuestra boca y garganta se relajan, y la respiración profunda durante el sueño permite la llegada de los microbios más profundamente a los bronquios.[18,19]

Cuando estos microorganismos se desequilibran favorecen las infecciones pulmonares. Esto nos permite establecer que el intestino y los pulmones, con sus respectivas microbiotas, constituyen el eje intestino–pulmón (gut–lung axis, en publicaciones en idioma inglés) que puede modular respuestas inmunes e interferir el curso de infecciones respiratorias en una comunicación bidireccional entre ambos y que se influyen mutuamente; se produce principalmente a través de las bacterias que actúan como moléculas de señalización. [7, 8, 19]

Nuestras bacterias intestinales desempeñan un papel protector contra las infecciones pulmonares bacterianas y virales, al regular nuestra respuesta inmunitaria mediante la estimulación de las células inmunes en el líquido linfático y la médula ósea. Las bacterias en el intestino utilizan señales para estimular las células inmunes, que luego viajan a través de los ganglios linfáticos mesentéricos del intestino, a través del líquido linfático, hasta los ganglios linfáticos del sistema respiratorio, donde la información inmunológica se transmite del intestino al pulmón y viceversa.[23,27]

También hay formas más directas en que las bacterias intestinales pueden influir en las bacterias pulmonares. Aunque los ganglios linfáticos del intestino neutralizan la mayoría de las bacterias, las bacterias supervivientes restantes y los fragmentos bacterianos viajan a través del sistema linfático hacia la circulación sistémica, donde luego pueden modular la respuesta inmunitaria en el pulmón. Este proceso también ocurre en la dirección opuesta del pulmón al intestino[7-8, 18-19]

En relación con las infecciones respiratorias, la microbiota intestinal puede jugar un papel en la modulación de la inmunidad respiratoria. A través de la producción de metabolitos y la regulación de la función inmunológica, la microbiota intestinal puede ayudar a regular la actividad de las células inmunes en los tejidos respiratorios, lo que puede influir en la susceptibilidad a las infecciones respiratorias. La disbiosis intestinal, que es un desequilibrio en la composición de la microbiota, se ha asociado con un mayor riesgo de infecciones respiratorias virales y bacterianas, como la gripe y la neumonía.La presencia de ciertas especies bacterianas puede desempeñar un papel tanto en la protección como en la exacerbación de las infecciones respiratorias. Por ejemplo, la baja diversidad de la microbiota intestinal ha sido asociada con una mayor susceptibilidad a la infección por el virus de la gripe (Influenza A) en niños. Además, la alteración de la microbiota intestinal ha sido

implicada en la patogénesis de enfermedades respiratorias crónicas, como la
enfermedad pulmonar obstructiva crónica (EPOC) y el asma bronquial.[20,22,23]

Otro ejemplo por destacar es que en los últimos años el mundo fue afectado
por la epidemia de COVID 19 , se han estudiado diferentes casos donde se cree que
los microbiota intestinal contribuyen al curso hacia la gravedad de esta a través de
una relación sistema inmunológico–pulmonar bidireccional. Por tanto, un entorno
intestinal disbiótico proinflamatorio da como resultado la permeabilidad intestinal y
el paso de microorganismos del intestino al torrente sanguíneo y de ahí a los
pulmones, lo que conduce a una infección secundaria y falla orgánica múltiple. Al
mismo tiempo, la producción mejorada de citocinas y quimiocinas tiende a producir
la "tormenta de citocinas "que conduce al síndrome respiratorio agudo severo en el
pulmón e insuficiencia orgánica múltiple . [7, 8, 10, 19]

Otro factor importante en la modulación del sistema inmunológico pulmonar
es a través de la microbiota intestinal con los ácidos grasos de cadena corta (AGCC),
que son producidos por la fermentación de fibras dietéticas por la microbiota
intestinal ,los que tienen efectos antiinflamatorios y pueden mejorar la integridad
de las barreras mucosas. Estos provocan su efecto sobre el sistema inmunológico del
pulmón viajando desde el intestino al torrente sanguíneo o linfático y luego a la
médula ósea, donde estimulan una cascada que conduce a un metabolismo mejorado
de las células inmunes y, por lo tanto, a una activación reforzada de estas células
inmunes que tienen actividad antiviral en el pulmón es decir puede ayudar a prevenir
la invasión de patógenos en el tracto respiratorio .Se puede concluir que el pulmón
y el intestino forman parte de nuestro sistema inmunológico y que una respuesta
inflamatoria o infección o disbiosis en uno de estos órganos puede reflejarse en el
otro .[18,19.]

Investigaciones recientes han señalado una estrecha conexión entre la
microbiota intestinal y las infecciones respiratorias. La microbiota desempeña un

papel crucial en la modulación del sistema inmunológico, incluida la inmunidad respiratoria. Desequilibrios en la microbiota intestinal, conocidos como disbiosis, pueden alterar la respuesta inmune del hospedador, aumentando la susceptibilidad a infecciones respiratorias virales y bacterianas. Estudios han demostrado que una microbiota intestinal saludable puede fortalecer las defensas del sistema respiratorio y reducir la incidencia de infecciones[20,22,23]

Perspectivas futuras del uso de los probióticos

De los múltiples factores involucrados en la modulación de la microbiota intestinal, particularmente la dieta puede ser crucial en su composición y distribución. La misma puede responder rápidamente a grandes cambios en la dieta, y una intervención dietética con modificación de hábitos alimenticios a largo plazo tendrá un efecto considerable en la composición y distribución de la microbiota intestinal. Algunas investigaciones han demostrado que dietas ricas en fibra y otros nutrientes, como los ácidos grasos omega-3, pueden aumentar la abundancia de bacterias beneficiosas en el intestino y mejorar la función del sistema inmune.[28-31]

Benavidez Guadalupe plantea en su trabajo que una alimentación rica en fibras (frutas, raíces y tubérculos) y baja en grasa promueve una microbiota más diversa y abundante, con mayor producción de ácidos grasos de cadena corta, en la que predominan microorganismos adaptados a obtener energía y nutrientes de las fibras vegetales. Por su lado, la comida industrializada -rica en grasas de baja calidad, proteínas, azúcares y almidones, y pobre en fibras- deriva en una microbiota con predominio de microorganismos menos beneficiosos y disminuyen las especies anaerobias estrictas productoras de ácidos grasos de cadena corta que metabolizan los carbohidratos complejos de los vegetales. Estos patrones alimentarios promueven un intestino más permeable.[32]

Se ratifica el uso de probióticos con resultados efectivos en la estimulación de las defensas del hospedero y disminución de daños causados por infecciones respiratorias. En ese sentido, se sabe que los probióticos facilitan el crecimiento, en niveles deseables, de miembros de la microbiota intestinal con capacidad para fortalecer las defensas contra patógenos en el tracto intestinal y contribuir al sistema inmune del hospedero. El concepto de probióticos se refiere a los microorganismos beneficiosos que habitan en nuestro organismo y que contribuyen a mantener nuestra salud. Los probióticos se han utilizado en diferentes áreas de la medicina, incluyendo el tratamiento de la obesidad y las enfermedades respiratorias. [6, 13,32]

Por otro lado, el consumo de probióticos, en diversos alimentos fermentados entre los cuales el yogur es el más frecuente, causa efectos directos en pocas horas en el funcionamiento del intestino y su microbiota; así como, en otras áreas anatómicas del hospedero. Debe incluirse en la dieta, como parte de una alimentación saludable, el consumo de prebióticos, aportados principalmente por la fibra dietética; miel y otros alimentos con altos contenidos de antioxidantes. [33]

Se sugiere el cumplimiento del principio de la distribución energética porcentual de la dieta y evitar suministros excesivos de azúcares simples, grasas y proteínas de origen animal, que puedan exacerbar la disbiosis de la microbiota intestinal por crecimiento desmesurado, de parte de sus miembros e inhibición de los deseables. Los efectos beneficiosos de los probióticos, como lactobacilos y bifidobacterias, incluyen la promoción de la homeostasis intestinal, modulan la respuesta inmune y con lo cual se limita la gravedad y la mortalidad causadas por los diferentes microorganismos. Con esta intervención al alcance de todo médico, representan un perfil de seguridad favorable y otorgan un beneficio al paciente. [34-36]

En consecuencia, se han desarrollado varias estrategias para modular la microbiota intestinal como una posible medida para prevenir y tratar las infecciones respiratorias y la obesidad. Por ejemplo, se han utilizado probióticos, que es crucial en la comprensión de la relación entre la microbiota intestinal y la patogénesis de las infecciones respiratorias y la obesidad. Cuando hablamos de este tema debemos mencionar sus ventajas y desventajas, aunque es un tema que aun esta en un proceso de investigación constante [37].

<u>Ventajas de utilizar probióticos para tratar la obesidad:</u>

Ayudar a equilibrar la microbiota intestinal, lo que puede influir en la regulación del metabolismo y el almacenamiento de grasa. Esto repercute en la absorción de nutrientes y la regulación de la ingesta alimentaria.

Algunos estudios sugieren que los probióticos pueden reducir la inflamación sistémica, es decir reducen la inflamación y la resistencia a la insulina, lo que puede mejorar la sensibilidad al glucósido lo cual se asocia con la obesidad y sus complicaciones.

Algunos probióticos pueden influir en las hormonas del hambre logrando aumentar la sensación de saciedad , ayudando a reducir la ingesta calórica y la masa corporal

<u>Ventajas de utilizar probióticos para tratar enfermedades respiratorias:</u>

Los probióticos pueden ayudar a regular y fortalecer la respuesta inmune, lo que puede ser beneficioso para reducir la incidencia de infecciones respiratorias.

En algunos estudios, los probióticos han demostrado reducir la duración y la severidad de infecciones respiratorias, especialmente en niños.

Pueden ayudar a equilibrar la microbiota en el tracto respiratorio, lo que podría tener un efecto protector contra enfermedades respiratorias.

Contribuyen a reducir la producción de mucosidad ,mejorar la expectoración y reducir la inflamación y con ello mejorar la función respiratoria.

Algunas investigaciones han demostrado que la administración de probióticos puede reducir la incidencia de infecciones de la garganta y las neumonías, especialmente en personas con enfermedades crónicas como el diabetes y la enfermedad celíaca.

<u>Desventajas de utilizar probióticos para tratar la obesidad y las enfermedades respiratorias:</u>

No todos los probióticos tienen el mismo efecto, y su eficacia puede depender de la cepa específica utilizada.

Pueden causar reacciones adversas, como diarrea, dolor abdominal y náuseas.

Interactuar con medicamentos y otros tratamientos médicos, lo que puede afectar su eficacia.

Aún se requieren más estudios clínicos para establecer recomendaciones claras y el mecanismo de acción preciso para evaluar su efectividad para el tratamiento de la obesidad y las enfermedades respiratorias.

En personas con sistemas inmunitarios comprometidos, el uso de probióticos puede presentar riesgos potenciales de infecciones.[38-40]

<u>Principales Probióticos Utilizados</u>

- Lactobacillus rhamnosus GG: Utilizado para mejorar la salud intestinal y tiene efectos prometedores en la obesidad y salud respiratoria.

- Bifidobacterium lactis: Conocido por sus beneficios en la salud digestiva y su capacidad para mejorar la función inmune.

- Lactobacillus plantarum: Se ha estudiado por su papel en la reducción del colesterol y la inflamación.

- Lactobacillus casei: Utilizado frecuentemente en estudios sobre salud intestinal y puede tener beneficios inmunitarios.

- Saccharomyces boulardii: Aunque es una levadura, se considera un probiótico y se ha utilizado en el tratamiento de diarreas y problemas gastrointestinales.

Los prebióticos son sustancias que no digeribles por el cuerpo humano y que pueden servir como alimentos para las bacterias beneficiosas de la microbiota intestinal. Estas sustancias pueden aumentar la diversidad y la abundancia de bacterias beneficiosas en el intestino, lo que podría tener un efecto positivo en la salud general. Algunas investigaciones han demostrado que la administración de prebióticos puede mejorar la función del sistema inmune y la respuesta inflamatoria, lo que podría tener una influencia en la prevención de infecciones respiratorias está aún en investigación, pero algunos ejemplos de prebióticos que podrían tener beneficios incluyen:

1. Inulina: Se encuentra en alimentos como la achicoria, la cebolla y el ajo. Puede mejorar la salud intestinal y regular el apetito.

2. Fructooligosacáridos (FOS): Presentes en alimentos como plátanos, ajo y espárragos. Se ha demostrado que ayudan a reducir el peso corporal y mejorar la salud metabólica.

3. Galactooligosacáridos (GOS): Se encuentran en la leche materna y en productos lácteos. Pueden tener efectos positivos sobre la microbiota intestinal y la inflamación, que pueden influir en condiciones respiratorias.

4. Arabinoxilanos: Se encuentran en el trigo y otros granos. Estos prebióticos pueden tener efectos antiinflamatorios y ayudar en el control del peso.

Estas son algunos estudios que se han realizado pero la investigación sobre los prebióticos es prometedora, pero es importante consultar a un profesional de la salud antes de hacer cambios significativos en la dieta o el tratamiento de enfermedades.[40-42]

Podemos concluir que el uso de probióticos ,prebióticos en la obesidad y enfermedades respiratorias muestra un potencial prometedor, pero también presenta desafíos y limitaciones que necesitan atención. La individualización del tratamiento, junto con más investigaciones, será clave. Por lo tanto, modificar la composición de la microbiota a través de intervenciones dietéticas o el uso de probióticos podría tener implicaciones significativas en el tratamiento y la prevención de la obesidad y enfermedades respiratorias .

CONCLUSIONES

Al finalizar el trabajo pudimos concluir que existe relación entre la obesidad y las características del microbiota intestinal, que solamente a través del control de los factores que influyen sobre el mismo podemos reducir la prevalencia de la obesidad. Así como, la influencia bidireccional entre el pulmón–intestino que logrando un buen funcionamiento puede contribuir de forma importante a la superación de la infección en ambos órganos.

La composición de la microbiota intestinal difiere en individuos obesos en comparación con individuos sanos, lo que sugiere un posible papel en el desarrollo de la obesidad.

La microbiota intestinal influye en la extracción de energía de los alimentos, el metabolismo de lípidos y la resistencia a la insulina, procesos clave en la obesidad.

La obesidad también está relacionada con cambios en la microbiota intestinal, lo que puede contribuir al desarrollo de enfermedades respiratorias y otras complicaciones de salud.

La obesidad se asocia con un estado inflamatorio crónico y una menor respuesta inmune, lo que puede aumentar el riesgo de infecciones respiratorias.

La microbiota intestinal juega un papel clave en la regulación del sistema inmune y la respuesta inflamatoria, lo que puede influir en la patogénesis de las infecciones respiratorias.

Estudios realizados han demostrado que la disbiosis intestinal, es decir, un desequilibrio en la composición de la microbiota, puede aumentar la susceptibilidad a las infecciones respiratorias.

Varios estudios han demostrado que la modulación de la microbiota intestinal a través de la dieta , suplementos probióticos y prebióticos puede tener efectos beneficiosos en la prevención y tratamiento de infecciones respiratorias y la obesidad.

La incorporación de alimentos ricos en fibra y probióticos en la dieta puede promover un microbioma saludable y reducir el riesgo de enfermedades respiratorias y obesidad.

Estrategias destinadas a modificar la microbiota, como los trasplantes fecales o la administración de probióticos específicos, han mostrado efectos prometedores en la regulación del peso y la prevención de la obesidad.

Es decir, podemos concluir que las investigaciones sobre la microbiota intestinal y su relación con las enfermedades respiratorias y la obesidad está en constante evolución, y se necesitan más estudios para comprender mejor los mecanismos subyacentes y desarrollar estrategias terapéuticas más efectivas.

También es importante considerar la diversidad genética y ambiental en los estudios sobre microbiota intestinal, ya que estos factores pueden influir en los resultados.

RECOMENDACIONES:

1. Promover una alimentación saludable rica en fibra frutas, verduras y probióticos como parte de un estilo de vida saludable para mantener un microbioma intestinal equilibrado. La dieta juega un papel fundamental en la modulación de la microbiota y puede influir en la prevención de enfermedades respiratorias y obesidad.

2. Evitar el uso excesivo de antibióticos, ya que pueden alterar negativamente la composición de la microbiota intestinal y aumentar el riesgo de infecciones respiratorias. Es importante utilizar los antibióticos solo cuando sean necesarios y seguir las pautas de prescripción médica.

3. Fomentar la actividad física regular para promover la salud metabólica y reducir el riesgo de obesidad. La actividad física puede tener efectos beneficiosos en la composición de la microbiota intestinal y en la prevención de enfermedades respiratorias.

4. Continuar las investigaciones sobre el desarrollo de terapias basadas en la microbiota intestinal para el tratamiento de las enfermedades respiratorias y la obesidad. La terapia con microbiota fecal y los probióticos pueden ser opciones prometedoras para modular la microbiota intestinal , mejorar la salud respiratoria y metabólica.

En resumen, la microbiota intestinal juega un papel crucial en la patogénesis de las infecciones respiratorias y la obesidad, y su modulación a través de la dieta, la actividad física y terapias específicas puede ser clave en la prevención y tratamiento de estas enfermedades.

Se necesitan más estudios para profundizar en los mecanismos subyacentes y desarrollar estrategias terapéuticas más efectivas.

Al adoptar un enfoque holístico que tenga en cuenta la salud intestinal, se pueden lograr avances significativos en la mejora de la salud respiratoria y metabólica de la población abriendo nuevas avenidas para la prevención y el tratamiento de aberraciones metabólicas y enfermedades respiratorias, ofreciendo prometedoras estrategias de salud pública.

Referencias

1. Castañeda Guillot C. Microbiota intestinal y obesidad en la infancia. Rev. Cubana Pediatr [Internet]. 2020 [citado el 6 de noviembre de 2022]; 92(1):1–24. Disponible en: https://www.medigraphic.com/cgi-bin/new/resumen.cgi?IDARTICULO=94826

2. Salinas Méndez LE, Vargas Álvarez J E, Mendoza Sánchez K, Puig-Nolasco A, Puig-Lagunes A A. Prevalencia y factores de riesgo del síndrome metabólico en universitarios. Rev. Cubana Invest Bioméd [Internet]. 2018 Mar [citado 2022 Nov 11]; 37(1): 57-64. Disponible en: http://scielo.sld.cu/scielo.php?script=sci_arttext&pid=S086403002018000100006&lng=es

3. López Gamboa Y, Gamboa Pellicier Y, Rodríguez Cantillo Y. Microbiota intestinal y obesidad. Rev. Científica Multidisciplinar [Internet]. 2021[citado el 8 de noviembre de 2022]; 5(6).Disponible en: https://doi.org/10.37811/cl_rcm.v5i6.1152

4. Organización Mundial de Salud (OMS). Obesidad y sobrepeso. Consultado el 7 de noviembre de 2022 en: https:www.who.int/es/news-room/fact-sheets/detail/obesity-and-overweight

5. Encuesta Nacional de Salud y Nutrición [Internet]. ENCUESTAS. [citado el 10 de noviembre de 2022]. Disponible en: https://ensanut.insp.mx/encuestas/ensanutcontinua2022/index.php

6. Álvarez Calatayud G, Guarner F, Requena T, Ascensión M. Dieta y microbiota. Impacto en la salud. Rev. Nutr Hosp [Internet]. 2018 [citado 2022 Nov 04]; 35(spe6):11-15. Disponible en: http://scielo.isciii.es/scielo.php?script=sci_arttext&pid=S0212-16112018001200004&lng=es.

7. Blanco J, Bravo M. Modulación de la microbiota intestinal para el control de enfermedades respiratorias: el eje microbiota-intestino-pulmón. Rev. Patología Respiratoria[Internet].2022 [citado el 10 de noviembre de 2022];184 ene-feb .Disponible en: https://www.ivis.org/library/suis/patolog%C3%ADa-respiratoria-suis-n%C2%B0184-enero/febrero-2022/modulaci%C3%B3n-de-la-microbiota-intestinal-para-el-control-de-enfermedades-respiratorias-el-eje

8. Castañeda Guillot C. Microbiota pulmonar y el eje intestino–pulmón. Rev. Cubana Pediatr [Internet]. 2021[citado 2022 Nov 06]; 93(4):e1403.Disponible en : http://creativecommons.org/licenses/by-nc/4.0/deed.es

9. Merino Rivera J A, Taracena Pacheco S, Díaz Greene E J, Rodríguez Weber F L. Microbiota intestinal: "el órgano olvidado". Rev. Acta médica. Grupo Ángeles [Internet]. 2021 Mar [citado 2022 Nov 06]; 19 (1): 92-100. Disponible en: http://www.scielo.org.mx/scielo.php?script=sci_arttext&pid=S1870-72032021000100092&lng=es.

10. Caballero Barrios J, Caballero Torres AE, Fernández Vélez YE. Consideraciones breves sobre microbiota intestinal en la prevención y tratamiento de la covid-19. Rev. Ciencias Salud [Internet]. 2021 [citado el 8 de noviembre de 2022]; 5 (1): 38. Disponible en: https://revistas.utm.edu.ec/index.php/QhaliKay/article/view/2722

11. Glassner KL, Abraham BP, Quigley EMM. The microbiome and inflammatory bowel disease. J Allergy Clin Immunol [Internet]. 2020; 145 (1): 16–27. Available from: https://doi.org/10.1016/j.jaci.2019.11.003

12. Leonario Rodriguez M, Saavedra N. Microbiota intestinal y modulación del tejido adiposo en la patogénesis de la obesidad. Arch Latinoam Nutr [Internet].

2022 [citado el 6 de noviembre de 2022]; 72 (2): 100–8. Disponible en: https://www.alanrevista.org/ediciones/2022/2/art-4/

13. Fontané L, Benaiges D, Goday A, Llauradó G, Pedro-Botet J. Influencia de la microbiota y de los probióticos en la obesidad. Clin Investig Arterietscler [Internet]. 2018 [citado el 6 de noviembre de 2022];30(6):271–9. Disponible en: https://www.elsevier.es/es-revista-clinica-e-investigacion-arteriosclerosis-15-articulo-influencia-microbiota-probioticos-obesidad-S0214916818300482

14. Castañeda Guillot C. Microbiota intestinal y salud infantil. Rev. Cubana Pediatr [Internet]. 2018 Mar [citado 2022 Nov 09]; 90(1): 94-110. Disponible en: http://scielo.sld.cu/scielo.php?script=sci_arttext&pid=S0034-75312018000100010&lng=es.

15. Suarez Diéguez T, Galván M, López Rodríguez G, Olivo D, Olvera Nájera M. El efecto de la dieta sobre la modulación de la microbiota en el desarrollo de la obesidad. Rev. Salud Publica Nutr [Internet]. 2018 [citado el 10 de noviembre de 2022]; 17(1):30–9. Disponible en: https://www.medigraphic.com/cgi-bin/new/resumen.cgi?IDARTICULO=79162

16. Valverde Molina J, Valverde Fuentes J. La disbiosis microbiana como origen precoz del asma. Rev. Asma [Internet]. 2018 [citado el 6 de noviembre de 2022]; 3(2):36-45. Disponible en: https://www.researchgate.net/publication/330995066

17. Del Campo-Moreno R, Alarcón-Cavero T, D'Auria G, Delgado-Palacio S, Ferrer-Martínez M. Microbiota en la salud humana: técnicas de caracterización y transferencia. Enferm Infecc Microbiol Clin [Internet]. 2018 [citado el 9 de noviembre de 2022]; 36(4):241–5. Disponible en: https://www.elsevier.es/es-revista-enfermedades-infecciosas-microbiologia-clinica-28-articulo-microbiota-salud-humana-tecnicas-caracterizacion-S0213005X17301015

18. Ayala García J, Figueroa Chávez PY, Diaz Balcazar R. Microbiota, nuestros microbios guardianes de la salud. milenaria [Internet]. 3 de agosto de 2023 [citado 8 de septiembre de 2024];(21):11-3. Disponible en: http://milenaria.umich.mx/ojs/index.php/milenaria/article/view/346

19. Játiva-Mariño Edgar, Manterola Carlos, Macias Roque, Narváez Daniel. Probióticos y Prebióticos. Rol en la Terapéutica de la Enfermedad Diarreica Aguda Infantil. Int. J. Morphol. [Internet]. 2021 Feb [citado 2024 Sep 04] ; 39(1): 294-301. Disponible en: http://www.scielo.cl/scielo.php?script=sci_arttext&pid=S0717-95022021000100294&lng=es. https://www.scielo.cl/scielo.php?pid=S0717-95022021000100294&script=sci_arttext

20. Cantón, Rafael. "Aspectos microbiológicos actuales de la infección respiratoria comunitaria más allá de la COVID-19." *Revista Española de Quimioterapia* 34.2 (2021): 81. https://www.ncbi.nlm.nih.gov/pmc/articles/PMC8019468/

21. Camacho JH, Rusinky Pinilla L, Salazar Peña D, Sanabria Dueñas S, Rojas Carvajal D, Burbano Castillo N, et al. Microbiota intestinal en pediatría . Repert. Med. Cir. [Internet]. 2020 Aug. 28 [cited 2024 Sep. 8];30(2):109-17. Available from: https://revistas.fucsalud.edu.co/index.php/repertorio/article/view/1100

22. Costa MGM, Rocha JS. MODULAÇÃO DA MICROBIOTA INTESTINAL COMO ESTRATÉGIA DE RESPOSTA IMUNOLÓGICA À COVID-19. REMS [Internet]. 12º de junho de 2021 [citado 8º de setembro de 2024];2(2):35. Disponível em: https://editoraime.com.br/revistas/index.php/rems/article/view/1192

23. Flores Rojas VH, Pérez Zaldívar S, Rodríguez Bistre A. Importancia de la microbiota para la respuesta inmune en las infecciones por COVID-19:

revisión sobre las claves para tener una microbiota sana. RDI [Internet]. 15 de septiembre de 2021 [citado 8 de septiembre de 2024];7(21):200-13. Disponible en: http://rd.buap.mx/ojs-dm/index.php/rdicuap/article/view/669

24. Llinás Delgado A, Vargas Moranth R. Eje microbiota-Intestino-Cerebro. Ciencia Latina [Internet]. 3 de mayo de 2023 [citado 8 de septiembre de 2024];7(2):4531-47. Disponible en: https://ciencialatina.org/index.php/cienciala/article/view/5666

25. Medrano-León EE, Petit de Molero N del C, Portillo-Pérez RM, Morales-Rincón GA. Eje microbiota -intestino-cerebro y su relación con los trastornos del neurodesarrollo. Cora [Internet]. 15 de julio de 2024 [citado 8 de septiembre de 2024];31(1). Disponible en: http://saber.ucv.ve/ojs/index.php/cora/article/view/28926

26. Sebastián Domingo J J, Sánchez Sánchez C. De la flora intestinal al microbioma. Rev Espe Enferm [Internet]. 2018 ene [citado 2022 Nov 06]; 110 (1): 51-56. Disponible en: http://scielo.isciii.es/scielo.php?script=sci_arttext&pid=S1130-01082018000100009&lng=es. https://dx.doi.org/10.17235/reed.2017.4947/2017

27. Miranda M, R V. Relación entre el SARS-CoV-2, la microbiota intestinal y la presencia de síntomas digestivos. Rev. Cubana Pediatr [Internet]. 2021 [citado el 11 de noviembre de 2022]; e1330–e1330. Disponible en: https://pesquisa.bvsalud.org/portal/resource/pt/biblio-1280369

28. Rivera-Carranza Tania, Nájera-Medina Oralia, Azaola-Espinoza Alejandro. Trasplante de microbiota fecal para el tratamiento de la obesidad y de sus comorbilidades asociadas: Revisión. Rev. chil. nutr. [Internet]. 2022 Abr [citado 2022 Nov 28] ; 49(2): 238-249. Disponible en:

http://www.scielo.cl/scielo.php?script=sci_arttext&pid=S0717-
75182022000200238&lng=es.		http://dx.doi.org/10.4067/S0717-
75182022000200238.

29. Cacha Villacorta Rosario Patricia, Espejo Elena Salcedo, Saavedra-Camacho Johnny Leandro, Iglesias-Osores Sebastian. Hipertrigliceridemia asociada a resistencia a la insulina en niños con obesidad. Rev. Fac. Med. Hum. [Internet]. 2024 Abr [citado 2024 Ago 26] ; 24(2): 47-54. Disponible en: http://www.scielo.org.pe/scielo.php?script=sci_arttext&pid=S2308-05312024000200047&lng=es. Epub 29-Abr-2024. **http://dx.doi.org/10.25176/rfmh.v24i2.6053**.

30. Riofrio Vaca EA, Vanegas Izquierdo PE. Obesidad y su relación con la lactancia materna: Revisión narrativa. Tesla rev. cient. [Internet]. 24 de octubre de 2023 [citado 26 de agosto de 2024];3(2):e230. Disponible en: https://tesla.puertomaderoeditorial.com.ar/index.php/tesla/article/view/230

31. Laudanno Oscar M. Cambios en la microbiota por ultraprocesados: obesidad, cáncer y muerte prematura. Medicina (B. Aires) [Internet]. 2023 Jun [citado 2024 Ago 26] ; 83(2): 278-282. Disponible en: http://www.scielo.org.ar/scielo.php?script=sci_arttext&pid=S0025-76802023000400278&lng=es.

32. Benavidez Guadalupe, Gerold Ingrid, Tabacco Omar, Vinderola Gabriel. Escenarios lácteos y microbiota intestinal en los primeros 1000 días. Arch. argent. pediatr. [Internet]. 2023 Dic [citado 2024 Ago 26] ; 121(6): 11-11. Disponible en: http://www.scielo.org.ar/scielo.php?script=sci_arttext&pid=S0325-00752023000600011&lng=es. http://dx.doi.org/10.5546/aap.2022-02851.

33. Campisi Mariana Malvina, Tallarico María Paz García, Fernández Martina, Berduc Alan. Obesidad, contaminantes ambientales y epigenética. Salud(i)Ciencia [Internet]. 2023 Nov [citado 2024 Ago 26] ; 25(6): 372-372. Disponible en: http://www.scielo.org.ar/scielo.php?script=sci_arttext&pid=S1667-89902023000300372&lng=es. .

34. Armas RRA, Martínez GD, Pérez CER. Fructanos tipo inulina: efecto en la microbiota intestinal, la obesidad y la saciedad. Gaceta Médica Espirituana. 2019;21(2):134-145. https://www.medigraphic.com/cgi-bin/new/resumen.cgi?IDARTICULO=92401

35. Martín Martín M, Palomo Atance E. Microbiota intestinal y obesidad infantil: implicaciones etiopatogénicas y terapéuticas. Pediatria. [Internet]. 28 de junio de 2023 [citado 3 de septiembre de 2024];56(2):e456. https://revistapediatria.emnuvens.com.br/rp/article/view/456

36. Lorenz J, Osorio DRD. La influencia de la dieta en la composición de la microbiota intestinal en obesos: una revisión. RBONE [Internet]. 17 de octubre de 2020 [citado 3 de septiembre de 2024];13(83):1159-67. https://www.rbone.com.br/index.php/rbone/article/view/1165

37. Castañeda Guillot C. Microbiota intestinal y sus nuevos retos. AVFT [Internet]. 2023Apr.4 [cited 2024Sep.3];41(8). http://saber.ucv.ve/ojs/index.php/rev_aavft/article/view/25926

38. Machado-Fernandez MG, Mora-Domínguez GF, Peña-Cordero SJ. Implicación de la disbiosis intestinal en la obesidad. MQRInvestigar [Internet]. 24 de mayo de 2023 [citado 3 de septiembre de 2024];7(2):1215-40. http://www.investigarmqr.com/ojs/index.php/mqr/article/view/395

39. Marzet Christian Boggio, Burgos Fernando, Compare Mónica Del, Gerold Ingrid, Tabacco Omar, Vinderola Gabriel. Abordaje de los probióticos en

pediatría: el rol de Lactobacillus rhamnosus GG. Arch. argent. pediatr. [Internet]. 2022 Feb [citado 2024 Sep 04] ; 120(1): 81-90. Disponible en:. http://www.scielo.org.ar/scielo.php?pid=S0325-00752022000100081&script=sci_arttext

40.Burgos Femando, Herrero Tomás, Martínez Jorge, Tobacco Omar, Vinderola Gabriel. Inmunomodulación con bióticos y alergia alimentaria en pediatría. Arch. argent. pediatr. [Internet]. 2022 Ago [citado 2024 Sep 04] ; 120(4): 1-10. Disponible en: http://www.scielo.org.ar/scielo.php?pid=S032500752022000400011&script=sci_arttext&tlng=ao

41.Castañeda Guillot Carlos. Nueva bioterapéutica: probióticos de próxima generación. Rev Cubana Pediatr [Internet]. 2021 Mar [citado 2024 Sep 04] ; 93(1): . Disponible en: http://scielo.sld.cu/scielo.php?pid=S0034-75312021000100013&script=sci_arttext

42.Lozoya Legorreta X, Gascón Muro M, Agüero Agüero J. LOS EQUIBIOTICOS: UN NUEVO TIPO DE FITOMEDICAMENTO PARA INDUCIR EL BALANCE DE LA MICROBIOTA Y EVITAR LA DISBIOSIS. Rev. CENIC Cienc. Biol. [Internet]. 29 de noviembre de 2022 [citado 8 de septiembre de 2024];53(3):331-40. Disponible en: https://revista.cnic.cu/index.php/RevBiol/article/view/3223

ANEXOS

Anexo 1 Funciones de la microbiota humana

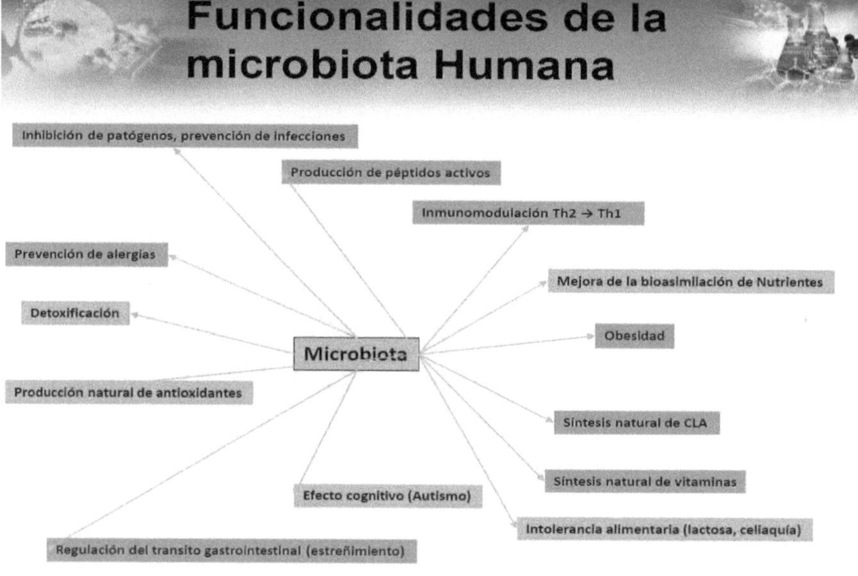

Anexo 2 .Microbiota Intestinal

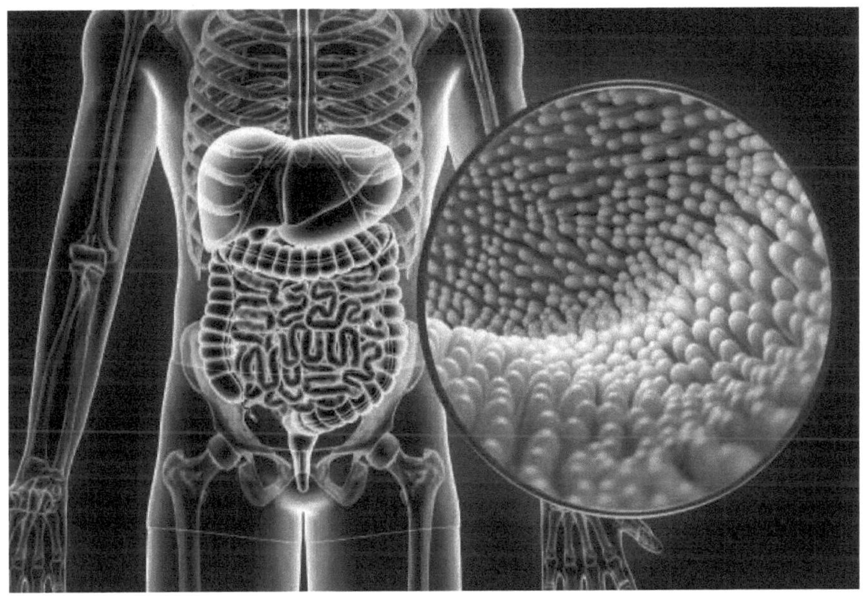

Anexo 3 Relación entre la microbiota intestinal y a alimentación

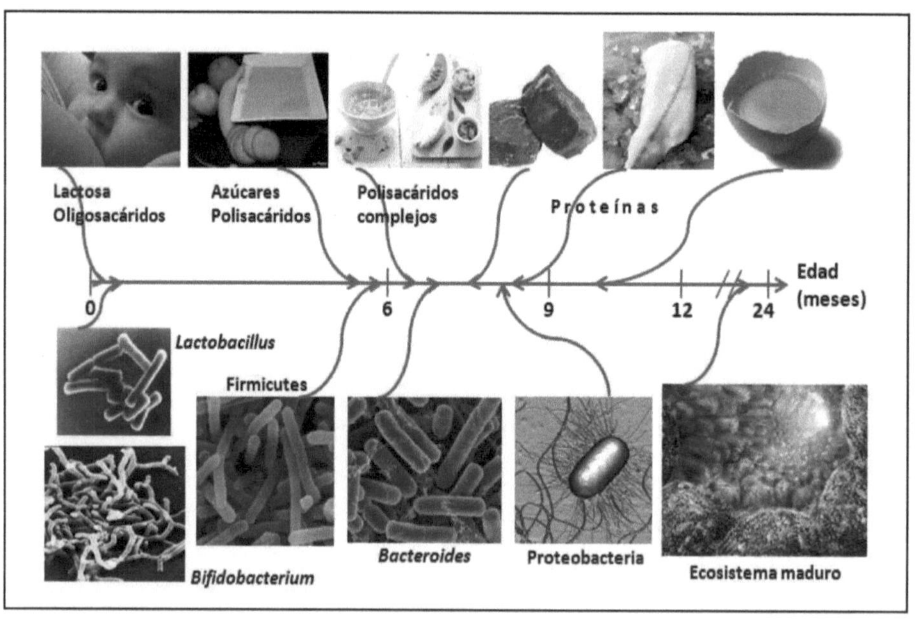

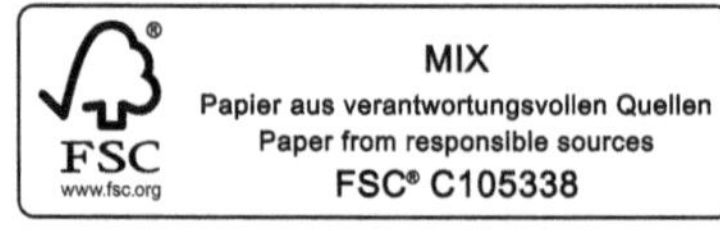

Printed by Books on Demand GmbH, Norderstedt / Germany